Fiza Nadeem

Prevalência de Septicemia e Vários Marcadores em Pacientes em Hemodiálise

Fiza Nadeem

Prevalência de Septicemia e Vários Marcadores em Pacientes em Hemodiálise

Análise dos Parâmetros Hematológicos e Bioquímicos em Pacientes com Septicemia Submetidos a Hemodiálise

ScienciaScripts

Imprint

Cover image: www.ingimage.com

This book is a translation from the original published under ISBN 978-620-8-41534-1.

Publisher:
Sciencia Scripts
is a trademark of
Dodo Books Indian Ocean Ltd. and OmniScriptum S.R.L publishing group

120 High Road, East Finchley, London, N2 9ED, United Kingdom
Str. Armeneasca 28/1, office 1, Chisinau MD-2012, Republic of Moldova, Europe
Managing Directors: Ieva Konstantinova, Victoria Ursu
info@omniscriptum.com

Printed at: see last page
ISBN: 978-620-8-50155-6

Resumo

Antecedentes: Os doentes em diálise têm um grande potencial para desenvolver septicemia devido a instalações hospitalares inadequadas e a falta de higiene. Observam-se alterações definitivas em vários parâmetros hematológicos e químicos (como a contagem total de leucócitos, a contagem de plaquetas, a largura da distribuição dos eritrócitos, a proteína C reactiva, a velocidade de sedimentação dos eritrócitos e o ácido úrico) em doentes com septicemia submetidos a diálise.

Objectivos: Analisar a incidência de septicemia, os vários factores de risco, os resultados laboratoriais e as comorbilidades que contribuem para a septicemia em doentes em hemodiálise de Faisalabad.

Metodologia: Foi realizado um estudo transversal em doentes em diálise em hospitais de cuidados terciários de Faisalabad, utilizando um questionário de inquérito para identificar a prevalência de septicemia em doentes em diálise. A dimensão da amostra foi de 1 50, tendo os dados sido analisados com recurso ao software SPSS versão 20.0. Aplicámos a fórmula de prevalência para identificar a prevalência de septicemia e o seu impacto em vários resultados laboratoriais.

Conclusão: Os doentes com elevada contagem de glóbulos brancos, contagem de neutrófilos, proteína C reactiva e níveis de hormona paratiroideia são sugestivos da presença de infeção. O baixo teor de hemoglobina indica que os doentes são anémicos e susceptíveis a infecções.

Palavras-chave: Septicemia em Diálise, Contagem de Glóbulos Brancos em Septicemia e Diálise, Contagem de Neutrófilos em Diálise e Septicemia, Proteína C- Reactiva em Diálise e Septicemia, Hormona Paratiroideia em Diálise e Septicemia.

Índice

Capítulo 1 . Introdução

A septicemia tornou-se uma causa importante de internamentos hospitalares e de mortes em doentes com doença renal em fase terminal submetidos a diálise, em todo o mundo, mas nos países em desenvolvimento não há investigação significativa sobre o assunto. A septicemia é a segunda principal causa de morte em doentes em diálise. [1,2]

A septicemia é definida como a presença de microrganismos e das suas toxinas no sangue circulante, resultando numa resposta inflamatória sistémica. A sépsis é definida como a resposta desregulada do hospedeiro à infeção ou a resposta inflamatória sistémica à infeção, resultando em disfunção orgânica com risco de vida. O choque sético é uma forma grave de sépsis que provoca uma perfusão inadequada dos tecidos e conduz ao choque[3].

O transplante renal e a diálise são as melhores opções de tratamento para as doenças renais em fase terminal. No Paquistão, a hemodiálise é a forma de diálise mais disponível e preferida[4]. A septicemia em doentes em hemodiálise está associada a um aumento dos internamentos hospitalares e representa um grande encargo para a economia de um país[5].

As comorbilidades em doentes em diálise responsáveis por aumentar o risco de septicemia são: doenças cardíacas crónicas, diabetes, hipertensão e doenças pulmonares obstrutivas crónicas. As complicações infecciosas estão sempre associadas à septicemia. Estas complicações incluem endocardite, osteomielite, artrite séptica, meningite e acidente vascular cerebral.[6] Nos doentes em hemodiálise, a maioria das infecções é causada por bactérias. A principal via de entrada é o acesso vascular[7].

Estudos anteriores explicaram que os doentes em diálise que possuem estas

caraterísticas estão expostas a um risco acrescido de infeção:

- Idade superior a 60 anos

- Acesso à estrutura vascular
- Incapacidade de se deslocar
- Reutilização do dialisador
- Albumina sérica inferior a 3,5 g/dl no início da diálise
- Indução da diálise com um acesso que não seja uma fístula

Os factores de risco acima mencionados aumentam em 20% o risco de desenvolver septicemia. [7]

Sabe-se que a disfunção hepática ou as doenças hepáticas pré-existentes são um fator de risco para a septicemia. O fígado é um órgão vital e desempenha um papel importante na eliminação das bactérias e das suas toxinas, o que resulta em inflamação, supressão do sistema imunitário e danos no fígado. [16] A inflamação do fígado ocorre nos episódios iniciais de septicemia, pelo que, inicialmente, os níveis de enzimas hepáticas no sangue estarão elevados. De seguida, as enzimas hepáticas e as aminotransferases diminuem devido à hemodiluição [8].

Os sintomas de septicemia incluem uma frequência cardíaca superior a 90 batimentos por minuto, uma temperatura corporal superior a 38°C ou inferior a 36°C, taquipneia, edema e hiperglicemia inexplicada. Os sintomas de septicemia incluem: febre, aumento da frequência cardíaca, aumento da frequência respiratória e tensão arterial baixa. [9]

As seguintes alterações são observadas durante a septicemia nas variáveis de disfunção orgânica [10]

Variáveis de disfunção orgânica

- Hipoxemia aguda
- Coligúria aguda
- Creatinina sérica superior a 0,5 mg por dL
- Irregularidades da coagulação: Rácio Normalizado Internacional (INR)

superior a 1,5 e mais de 60 segundos de Tempo de Tromboplastina Parcial Activada (APTT).

- Trombocitopenia (contagem de plaquetas inferior a 100.000 células por micro litro)
- Hiperbilirrubinemia (bilirrubina superior a 4 mg por dL

A contagem de glóbulos brancos superior a 12000 por milímetro cúbico (leucocitose) ou inferior a 4000 por milímetro cúbico (leukocytopenia), níveis elevados de Proteína C-Reactiva (mais de 1,00 mg por dL) e procalcitonina escalonada (mais de 0,05 ng por ml) são considerados marcadores inflamatórios.[10]

A taxa de sedimentação de eritrócitos (VSG) é utilizada como um marcador para determinar a progressão e a gravidade da infeção para septicemia. Os valores da VSG são superiores a 15 mm por hora em casos de bacteriémia. [11]

Uma ferramenta de diagnóstico importante para a septicemia é a hemocultura. Quase metade dos doentes que apresentam clinicamente sintomas de septicemia são submetidos a uma cultura de sangue positiva para bacteriemia. O risco de desenvolver bacteriemia em doentes em hemodiálise é vinte e seis vezes superior ao da população em geral. Estudos realizados revelaram que os doentes em hemodiálise correm um grande risco de desenvolver septicemia bacteriana. [12]

A maioria das culturas de sangue contém bactérias Gram positivas. As bactérias mais frequentemente encontradas na septicemia relacionada com a diálise são o Staphylococcus aureus resistente à meticilina (MRSA), a Escherichia coli e várias espécies de estreptococos[13].

A anemia em doentes em diálise é uma indicação de septicemia porque, nesta situação, a eritropoietina torna-se hipo-responsiva. Na septicemia, observa-se uma baixa contagem de hemoglobina e uma produção comprometida de glóbulos vermelhos devido aos processos inflamatórios em curso e ao aumento da destruição dos glóbulos vermelhos[14].

A largura da distribuição dos glóbulos vermelhos (RDW) actua como um marcador de prognóstico para determinar a gravidade da septicemia. Uma RDW superior a dezasseis por cento (16%) indica a gravidade da septicemia. [15] O diagnóstico de septicemia é feito quando a contagem de neutrófilos é superior a 15.000/mm3 em doentes em diálise. [16] A contagem baixa de plaquetas é observada na septicemia devido à contribuição das plaquetas na ativação do sistema imunitário e nos processos de coagulação.[17]

Os níveis baixos de albumina sérica actuam como um marcador de inflamação. O aumento da contagem de neutrófilos e a hipoalbuminemia podem predispor um doente para hospitalização e morte. [18] Os níveis de albumina sérica estão fortemente associados à morbilidade e mortalidade em hemodiálise e diálise peritoneal. [19] A diabetes e a hipertensão são as principais causas de doenças renais em fase terminal.[20]

Os doentes em diálise são mais propensos a desenvolver a infeção pelo vírus da hepatite C com manifestações hepáticas e extra-hepáticas do que a população em geral.[21] Um estudo recente revelou que os doentes em hemodiálise correm um grande risco de desenvolver hepatite C durante a diálise, uma vez que estão potencialmente expostos ao sangue de outros doentes em ambientes de hemodiálise. [22]

Nos doentes em hemodiálise, as infecções do trato urinário (ITU) são a segunda principal causa de hospitalização. Não existem estudos que avaliem o valor diagnóstico da urinálise em doentes em diálise com sintomas de ITU. A maioria dos casos em doentes em diálise passa frequentemente despercebida devido à diminuição do débito urinário e a infecções assintomáticas[23].

Os estudos elaborados sobre as variáveis dos testes de função renal (RFTs) (ureia, creatinina) permanecem normais na septicemia, mas foram observadas alterações significativas nos RFTS durante o choque sético. É necessária mais investigação para estabelecer a relação entre os RFTs e a septicemia em doentes em diálise. Apenas se encontram disponíveis estudos antigos que correlacionam a septicemia e os testes de função renal. [24] O ácido úrico ativa factores de transcrição inflamatórios. Níveis elevados de ácido úrico (hiperurecemia) funcionam como um marcador de septicemia, de stress oxidativo e de agravamento dos resultados da septicemia.[25]

A avaliação dos electrólitos séricos é utilizada para a deteção precoce de doenças renais crónicas. O desequilíbrio eletrolítico é mais frequente nas doenças infecciosas. As alterações nos níveis séricos de sódio, cloreto e potássio também são observadas em casos infecciosos[26].

São limitados os estudos que explicam a associação entre a hormona paratiroideia e a septicemia em diálise. No entanto, é sabido que os níveis de PTH no sangue influenciam a disfunção do sistema imunitário[27].

Objetivo:

O objetivo do nosso estudo foi analisar a incidência de septicemia, os vários factores de risco e as comorbilidades que contribuem para a septicemia em doentes em diálise de Faisalabad (um distrito do Paquistão).

Capítulo 2 . Revisão da literatura

Ankit Sakhuja, Rahul S et al. (2016) utilizaram dados de 5 anos (2005-2010) da base de dados Nationwide Inpatient Sample para calcular a incidência de sépsis e a taxa de mortalidade em doentes em diálise. Todos os adultos com hospitalizações devido a sépsis grave foram incluídos no estudo. Utilizaram a regressão logística para identificar o efeito da diálise na septicemia e na mortalidade. Os resultados explicaram que, do total de admissões hospitalares devido a sépsis, 6,4% estavam associadas a diálise e a mortalidade era mais elevada nos doentes em diálise com sépsis (30,3%). A septicemia foi o fator contributivo, enquanto a diálise foi um fator independente para o aumento da taxa de mortalidade. O estudo concluiu que os internamentos hospitalares devido a septicemia prevaleceram nos doentes em diálise, associados a piores consequências.[lj]

Lars Skov Dalgaard; et al. (2015) realizaram um estudo de coorte para estimar os factores de risco, o prognóstico e os resultados das infecções da corrente sanguínea em doentes em hemodiálise crónica na Jutlândia Central e do Norte, na Dinamarca. Eles se concentraram em pacientes de 2005 a 2010 com hemodiálise como a primeira terapia de substituição renal. Obtiveram informações sobre hemoculturas positivas a partir de bases de dados de microbiologia. Todos os doentes foram profundamente observados relativamente a qualquer uma destas consequências durante o período de acompanhamento de 5 anos; desde a identificação de infecções da corrente sanguínea até à emigração, morte ou fim da terapia de substituição renal. Avaliaram os factores de risco e os resultados através da regressão de Poisson e da análise de regressão de Cox. A investigação concluiu que os doentes em hemodiálise têm um elevado potencial de contrair infecções da corrente sanguínea.[1241] L.P. Laurin; H. Harrak et al. (2015) realizaram um estudo de coorte retrospetivo com correspondência de pontuação de propensão para comparar os resultados da hospitalização relacionada com infecções entre a hemodiálise e a diálise peritoneal. Obtiveram dados do Registo Canadiano de Substituição de Órgãos e utilizaram estatísticas de regressão logística multivariada e o modelo de sobrevivência de Cox. O tamanho total da amostra foi de 708 e foram selecionados os doentes com pelo menos um episódio de hospitalização relacionado com infeção entre janeiro de 2001 e dezembro de 2007. Os doentes foram seguidos até serem submetidos a transplante renal, até à morte ou até ao final do período de estudo. Durante o acompanhamento, 130 doentes em diálise peritoneal e 138 doentes em hemodiálise morreram, 121 doentes em hemodiálise e 168 doentes em diálise peritoneal foram readmitidos devido a infeção. A diálise peritoneal foi associada a um maior risco de infecções e admissões hospitalares repetidas do que a hemodiálise.[25]

Guney, Brianna, et al. (2020) compararam os dados do USRDS (U.S Renal Data System) e de outra base de dados, ou seja, a Kaiser Parmanente Georgia, para avaliar a análise de sobrevivência dos doentes em diálise por modalidade de caraterísticas do doente. Efectuaram um estudo de coorte em 3431 doentes em diálise, dos quais 58,8% eram do sexo masculino e 41,2% do sexo feminino. Utilizaram a Análise de Risco Proporcional de Cox para identificar o risco de infeção entre os doentes em hemodiálise e em diálise peritoneal. Chegaram à conclusão de que os doentes em hemodiálise correm um grande risco de desenvolver bacteriemia, enquanto os doentes submetidos a diálise peritoneal correm um risco acrescido de peritonite. O risco de septicemia é menor na hemodiálise, enquanto os doentes em diálise peritoneal correm um risco acrescido de septicemia.[26]

Satinderjit, Locham et al. (2020) utilizaram uma base de dados renal nos Estados Unidos para descartar a incidência e os factores de risco de septicemia em doenças renais em fase terminal submetidas a hemodiálise com a ajuda de fístula arteriovenosa (FVA), enxerto arteriovenoso e cateteres de hemodiálise (CH). Selecionaram a população de doentes com doenças renais em fase

terminal que tinham iniciado a hemodiálise entre janeiro de 2006 e dezembro de 2014 no sistema de dados renais dos EUA. Eles identificaram pacientes que tiveram a primeira inserção de sepse durante o acompanhamento. Os resultados explicaram que a incidência de septicemia na FAV foi significativamente menor do que em outros dois métodos de acesso. 29,8% da população selecionada desenvolveram septicemia. Na FVA, 22% dos doentes, 30% dos doentes com GVA e 37% dos doentes com hemodiálise desenvolveram septicemia[27].
M. Murea; K. James et al. (2014) efectuaram uma análise de risco proporcional de cox em doentes em hemodiálise para avaliar o risco de infecções da corrente sanguínea relacionadas com cateteres em doentes idosos em hemodiálise. Selecionaram 464 doentes em hemodiálise com cateter de diálise em veia central tunelizada. Recolheram dados de doentes internados e de doentes em ambulatório. A análise de regressão foi efectuada ajustando para sexo, ascendência, imunossupressão, comorbilidades e local inicial do cateter. Os resultados foram comparados entre a população idosa e a não idosa. Na população selecionada, 90 eram os doentes idosos com mais de 55 anos de idade e 374 eram os doentes jovens. Os investigadores verificaram que o risco de infecções relacionadas com cateteres tunelizados era menor nos doentes idosos do que nos doentes jovens. Sugeriram que os cateteres tunelizados poderiam ser uma melhor opção nalguns casos em idosos do que a fístula arteriovenosa ou os enxertos[28].

Kravchenko J, Akushevich I (2020) utilizou dados de duas bases de dados diferentes, ou seja, Multiple-Cause-Of-Death e 5% Medicare Data, para analisar o papel das doenças coexistentes na mortalidade por septicemia entre os idosos (mais de 65 anos) com a maior e a menor esperança de vida nos Estados Unidos entre 2010-2018. A septicemia é uma causa de morte bem conhecida nos Estados Unidos. Kravchenko et al. tentaram encontrar variações regionais. Compararam a taxa de mortalidade em diferentes estados dos EUA. A mortalidade ajustada à idade devido a septicemia foi menor nos estados líderes ou desenvolvidos, enquanto a taxa de mortalidade foi duas vezes maior nos estados mais atrasados. Encontraram uma taxa de mortalidade significativamente elevada em pessoas com septicemia devido a diabetes, insuficiência renal, cancro coexistente, doenças isquémicas do coração e pneumonia.[29] Dianna Josephine Magliano, Jessica L. et al. (20T5) interrogaram a mortalidade devida a septicemia em doentes com diabetes de tipo T e de tipo 2. Utilizaram dados de 108.982 pacientes registados na base de dados australiana sobre diabetes que estavam ligados ao Índice Nacional de Mortalidade entre 2000 e 20T0. O estudo confirmou que os doentes com diabetes têm uma taxa de mortalidade mais elevada devido a uma vasta gama de infecções, tais como pneumonia, septicemia e osteomielite. O risco de mortalidade relacionada com a septicemia era ainda maior na diabetes de tipo T [30].

D. Palamuthsingam, Nadarajah et al. (202T) realizaram uma investigação sistémica em dados obtidos na Medline, Embase e Cochrane Library e efectuaram uma análise de meta-regressão para encontrar os riscos pós-operatórios associados a infecções e doenças cardiovasculares em doentes em diálise crónica. O estudo relatou os resultados pós-operatórios de morbilidade em doentes em diálise crónica e em doentes em diálise sem grandes cirurgias de transplante. Os investigadores avaliaram o risco de viés e a certeza da evidência. O estudo envolveu T0,5 a 3.934 pacientes com função renal normal, 43.092 pacientes em diálise crónica e ilustrou que os pacientes em diálise crónica correm maior risco de complicações infecciosas, enfarte do miocárdio e acidente vascular cerebral. O rácio de risco ajustado para complicações infecciosas foi de 247 para 2,72, o que deveria ser inferior a um.[31]

Fahad Alqahtani, Berzini et al. (20T8) utilizaram dados obtidos de pacientes admitidos para avaliar as tendências na incidência e nos resultados do AVC isquémico agudo em diálise, publicados na revista da American Heart Association. A população total para amostragem foi de 930ı010ı que foram admitidos devido a AVC isquémico agudo de 2013 a 2014, dos quais 13.642 pacientes estavam em diálise. Resumiram que os doentes em diálise têm uma tendência oito vezes maior para AVC isquémico, maior necessidade de transfusão sanguínea, septicemia e uma escalada nas despesas devido a hospitalização relacionada com infecções e mortalidade hospitalar.[32]

K.P. Kaur, M.S. Chaudry, et al. (2021) para investigar as tendências das doenças cardiovasculares e complicações infecciosas em doentes em diálise crónica; identificaram e acompanharam doentes numa base de dados renal de 1996 a 2017 inscritos para hemodiálise e diálise peritoneal. Identificaram e seguiram os doentes quanto às consequências, tais como: doenças cardiovasculares, pneumonia, endocardite infecciosa e recuperação das funções renais, fim do tratamento de diálise, morte ou fim do estudo. Dividiram a duração total do estudo em cinco períodos. O estudo concluiu que a taxa de doenças cardiovasculares diminuiu em ambos os tipos de diálise, mas o risco de pneumonia tende a ser significativamente maior tanto na hemodiálise como na diálise peritoneal. Verifica-se um declínio na tendência de endocardite infecciosa e um aumento de cinco vezes nos casos de septicemia em diálise peritoneal. Na hemodiálise, inicialmente, os casos de endocardite infecciosa permaneceram inalterados, tendo-se depois observado um aumento da probabilidade de endocardite infecciosa durante o estudo. Não se registaram alterações significativas nos casos de sépsis.[33]

O. Chun et al. (2015), com o objetivo de avaliar o risco de septicemia em doentes com doença renal em fase terminal com e sem transplante renal, realizaram um estudo de coorte em Taiwan, utilizando dados do Seguro Nacional de Saúde (NHI) de 2000-2010. Dividiram a população total (6572) em dois grupos. 3286 doentes foram submetidos a transplante renal e 3286 não foram submetidos a transplante renal. 50 % dos doentes foram submetidos a transplante renal e 50% foram os doentes a quem foi diagnosticada ESRD mas que não tinham antecedentes de transplante renal. Os doentes foram seguidos até ao desfecho da septicemia. Verificaram que o risco de infecções (rácio de risco ajustado: 0,73), as admissões na UCI e as taxas de mortalidade eram significativamente inferiores no grupo de transplante renal. [34]

Veerajalandhar, Allareddy et al (2017) efectuaram um estudo retrospetivo em doentes com mais de 18 anos de idade, utilizando dados da National Inpatients Sample (NIS) para avaliar a prevalência e os resultados da septicemia no transplante renal em termos de tempo de internamento e mortalidade hospitalar. A duração do estudo foi de 2004 a 2010. Foram selecionados apenas os doentes com idade superior a 18 anos e que tinham sido submetidos a transplante renal. Examinaram os dados através de um modelo de regressão linear e logística multivariável. Concluíram que 2,2% dos pacientes desenvolveram septicemia. O tempo de internação hospitalar foi maior (55 dias) nos pacientes transplantados renais com septicemia do que no grupo sem septicemia (7 dias). A mortalidade intra-hospitalar devida a septicemia foi de 12,9% do que a não septicemia (0,4%) na população de doentes renais em fase terminal[35].

Charmaine E, Lok, et al. (2014), realizaram um estudo multicêntrico utilizando dados do Dialysis Outcomes and Practice Pattern Study (DOPPS) em 12.122 pacientes em hemodiálise para encontrar a ligação entre as variações climáticas e a septicemia (particularmente infecções relacionadas com o cateter). Determinaram as alterações climáticas utilizando dados do National Climatic Data Center da National Oceanic and Atmospheric Administration. Os protocolos de cateteres foram avaliados para descobrir se poderiam ser uma fonte de infeção em estações de alto risco. Para avaliar o AHR (Adjusted Hazard Ratio) da septicemia devido a protocolos sazonais e de colocação de cateteres em centros de diálise, foram utilizados modelos de sobrevivência. Os resultados explicam que as alterações de temperatura estão associadas à septicemia. Observou-se um aumento do número de casos de septicemia no verão devido ao comprometimento das medidas de proteção. O calor e a transpiração favorecem o crescimento de microrganismos, especialmente bactérias. [36]

Brian J. Malig, Wu Xiangmei et al. (2019) utilizaram registos hospitalares diários na Califórnia durante o período de 1999 a 2009 para encontrar uma associação entre a temperatura (particularmente um ambiente quente) e as admissões hospitalares devido a infecções do trato urinário, septicemia, doença renal crónica, cálculos urinários, distúrbios pancreáticos e hepatobiliares. Os dados foram recolhidos e comparados com dados meteorológicos para encontrar informações relacionadas com a temperatura climática. Os doentes admitidos nas estações quentes, nomeadamente entre maio e outubro, foram examinados. Elaboraram que, com cada mudança de temperatura de 10°F, as infecções do trato urinário (ITU) aumentam 7%, com um aumento de 2,9% nos episódios de septicemia. [37]

Oikonomou KG, Alhaddad (2016) realizaram um estudo retrospetivo num centro da cidade de Nova Iorque, EUA, para determinar a sensibilidade, a especificidade e a viabilidade diagnóstica da bacteriúria, da esterase leucocitária e da positividade da piúria e do nitrito em 275 doentes sintomáticos em hemodiálise. Foi efectuada urinálise. Os resultados sugerem que a urinálise não é uma ferramenta de diagnóstico válida em doentes em hemodiálise que sofrem de septicemia e choque sético. É sempre necessária uma cultura de urina[38].

Aneta Czarnik, Ryszard Gawda, et al. (2021) utilizaram um estudo observacional prospetivo realizado na unidade de cuidados intensivos para avaliar as alterações nos valores séricos da hormona paratiroide em doentes críticos submetidos a terapias de colocação renal contínua (CRRT). Incluíram apenas os doentes que apresentavam lesões renais agudas tratadas por CRRT, insuficiência circulatória, insuficiência respiratória e doentes com uma pontuação de avaliação sequencial da insuficiência orgânica igual ou superior a 5. Na maioria dos casos, durante a CRRT, as concentrações de paratiróides diminuíram, mas quando as terapias de colocação renal estavam contaminadas com sépsis, os níveis de hormonas paratiróides mantiveram-se elevados devido à resposta inflamatória contínua desencadeada pela sépsis[39].

Hong YA, Kim JH, et al. (2020) realizaram um estudo de coorte prospetivo em 1771 doentes em diálise na Coreia, dos quais 1260 doentes estavam em hemodiálise e 511 doentes estavam em diálise peritoneal. Os doentes foram divididos em três grupos para analisar o papel da hormona paratiroide intacta na mortalidade relacionada com todas as causas e infecções. Os resultados concluíram que a hormona paratiroide intacta é um fator independente para a mortalidade relacionada com infecções em doentes em diálise[40].

L.C. Plantinga, N.E. Fink, et al. (2008) efectuaram um estudo de coorte de incidentes em 1010 doentes submetidos a diálise em 80 clínicas dos Estados Unidos registadas de 1995 a 1998. Avaliaram os níveis de fosfato em doentes com risco de complicações infecciosas incidentes em internamento e em ambulatório. Obtiveram rácios de taxas de incidência para todos os tipos de infecções (principalmente osteomielite, infecções do trato respiratório e septicemia) utilizando a análise de regressão de Poisson multivariável. Os resultados destacaram que níveis elevados de fosfato sérico estão associados a um risco elevado de infecções em doentes em diálise.[41]

Lavjay Butani, Gianfranco Calogiuri (2017) utilizaram relatos de casos e dados da pesquisa PubMed para descrever reacções de hipersensibilidade em hemodiálise. Identificaram vários agentes farmacológicos que contêm ferro; a eritropoietina e a heparina são os agentes responsáveis pelas reacções de hipersensibilidade. A maioria destas reacções não é mediada pela imunoglobulina IgE. Estas reacções de hipersensibilidade tornam o sistema imunitário mais suscetível a infecções na hemodiálise.[42]

Elizabeth Cerceo, Jean-Sebastien, et al. (2021) realizaram um estudo de coorte retrospetivo em pacientes hospitalizados dos Estados Unidos para encontrar a associação entre idade, sexo e raça nos resultados renais e mortalidade em pacientes com sepse e choque sético. Eles realizaram análises usando o índice de comorbidade de Charlson. Observaram que as mulheres têm bons resultados renais e correm menor risco de desenvolver choque sético (com um rácio de risco ajustado entre 0,65 e 0,78). As pessoas mais velhas têm más consequências a nível do funcionamento renal e correm um maior risco de desenvolver septicemia e choque sético[43].

David Massicotte-Azrniouch et al. (2021) realizaram um estudo de coorte retrospetivo para analisar as infecções bacterianas ou virais em doentes com doença renal em fase terminal que receberam transfusão de glóbulos vermelhos após transplante renal. Aplicaram a análise de risco proporcional de cox para determinar o rácio de risco. Os doentes sofreram de infecções bacterianas em 34% dos casos e 25% de infecções virais após o transplante renal. Não foi observada qualquer infeção viral na transfusão de sangue, no entanto, apenas as infecções bacterianas permaneceram dominantes após a transfusão de glóbulos vermelhos.[44]

Fabiano Pinheiro D Silva, Zampieri et al. (2013) utilizaram a metodologia de estudo de coorte prospetivo para investigar a relação de cálcio, hormônio da paratireoide, fósforo e vitamina D em uma coorte de pessoas com e sem doença renal terminal internadas em hospital por septicemia. Confirmaram que a hipocalcemia e a hipofosfatemia são observadas em condições críticas[45].

David Massicotte-Azrniouch et al. (2021) realizaram um estudo de coorte retrospetivo para analisar as infecções bacterianas ou virais em doentes com doença renal em fase terminal que receberam transfusão de glóbulos vermelhos após transplante renal. Aplicaram a análise de risco proporcional de cox para determinar o rácio de risco. Os doentes sofreram de infecções bacterianas em 34% dos casos e 25% de infecções virais após o transplante renal. Não foi observada qualquer infeção viral na transfusão de sangue, no entanto, apenas as infecções bacterianas permaneceram dominantes após a transfusão de glóbulos vermelhos.[f46] Al-Asaddy FM.et al. (2020) determinaram a incidência de septicemia em diferentes grupos etários e géneros em doentes internados em hospitais de cuidados terciários do Iraque. Recolheram 168 amostras de sangue e efectuaram culturas utilizando o sistema automatizado BacT / Alert 3D. O tamanho da amostra foi de 168. Compararam a prevalência de microrganismos causadores de septicemia em pessoas de diferentes grupos etários. 53 das 168 amostras apresentaram crescimento bacteriano positivo e, dessas 53, 20 pertenciam a mulheres e 33 a homens. Os resultados explicam que o grupo etário dos 21-30 anos apresenta a percentagem mais elevada de crescimento microbiano e o grupo etário dos 51-60 anos apresenta o menor crescimento. O estudo concluiu que a septicemia era menos frequente no sexo feminino e mais comum no sexo masculino. A cultura antimicrobiana e os testes de sensibilidade devem ser prescritos para diagnosticar o organismo e escolher o tratamento adequado. Não foi possível excluir com exatidão a relação entre a idade e a septicemia. [f)47] Nelveg-Kristensen, K.E, Laier et al. (2018) realizaram um estudo de coorte retrospetivo para avaliar o risco de morte em doentes em diálise com incidentes, com especial destaque para o acesso vascular e a comorbilidade após infecções da corrente sanguínea pela primeira vez. Participaram no estudo doentes com idade superior a 17 anos que iniciaram diálise entre 2010 e 2014. As pessoas foram divididas em grupos com base no seu tipo de diálise e no método de acesso vascular. Aplicaram a análise de risco proporcional de Cox para estimar a taxa de sobrevivência e a taxa de mortalidade. Os factores de risco foram confirmados utilizando o Índice de Comorbilidade de Charlson Modificado [48].

Abou Dagher, G, Harmouche, et al. (2015) realizaram um estudo retrospetivo sobre doentes internados num hospital de cuidados terciários. Obtiveram dados de 49 homens e 41 mulheres diagnosticados e que tiveram alta com sépsis, choque sético ou bacteriemia devido a doença renal em fase terminal com hemodiálise em curso. Todos os doentes tinham uma idade média de setenta anos. O objetivo do estudo era fornecer uma análise pormenorizada da sépsis na população em diálise especificada e descobrir o efeito das terapias de reabilitação de fluidos e dos vasopressores na taxa de mortalidade. Os resultados do revelaram que as infecções relacionadas com os cateteres de hemodiálise eram a principal causa de bacteriemia em doentes em hemodiálise. Concluíram que os doentes com doença renal em fase terminal eram mais propensos a infecções. Não houve diferenças significativas nos doentes que apresentavam menos de duas síndromes de resposta inflamatória sistémica ou mais de duas síndromes[49].

Capítulo 3 . Metodologia

3.1 Introdução

Esta investigação foi realizada pelo Departamento de Patologia da Universidade de Faisalabad com o objetivo de identificar a prevalência de septicemia em doentes em hemodiálise de Faisalabad, no Paquistão. A metodologia selecionada para esta investigação foi um estudo descritivo e transversal.

Este capítulo destaca a conceção da investigação, os procedimentos utilizados na investigação, as fontes de dados, os procedimentos de amostragem, os métodos e os instrumentos de recolha de dados.

O estudo utilizou uma abordagem de investigação quantitativa. O presente estudo visa basicamente identificar as tendências e os factores que contribuem para a septicemia em doentes em diálise de Faisalabad. Por conseguinte, o estudo enquadra-se bem na conceção descritiva devido ao contexto específico para avaliar as caraterísticas e as tendências da septicemia.

3.2 Objetivo da investigação

Há três objectivos principais de uma investigação: descritiva, explicativa e exploratória. Todos estes tipos têm as suas próprias caraterísticas e diferenças entre si.

Na investigação descritiva, o objetivo é descrever, explicar e validar as decisões. Delineia os atributos, os comportamentos e as caraterísticas da população da amostra para descrever o fenómeno preexistente. Trata-se de uma abordagem estruturada de uma investigação dirigida por perguntas.

A investigação exploratória é executada para abordar novos problemas e questões que nunca foram aprofundados. Este tipo de investigação é realizado para explorar novas questões e novos problemas. Utiliza uma abordagem de investigação não estruturada, conduzida através de perguntas.

O objetivo da investigação explicativa é reconhecer a influência de determinadas alterações em procedimentos padrão pré-existentes. Trata-se de uma abordagem altamente estruturada da investigação, conduzida através da utilização de hipóteses.[53] Por conseguinte, o estudo utilizou uma abordagem descritiva da investigação para investigar os factores de risco e os resultados laboratoriais para excluir a prevalência de septicemia em doentes em diálise. O estudo utilizou um desenho de estudo de coorte retrospetivo com quatro meses de acompanhamento.

3.3 População-alvo

O estudo selecionou propositadamente a população em diálise de Faisalabad, no Paquistão, para permitir que a investigação em curso produzisse resultados e conclusões generalizados. Para o efeito, escolhemos dois hospitais de cuidados terciários de Faisalabad. O número de doentes em diálise tem aumentado drasticamente no Paquistão e a população em diálise é vulnerável a uma vasta gama de infecções. Por conseguinte, o critério de seleção do presente estudo baseia-se no raciocínio de que os inquiridos deveriam ter sofrido pelo menos um episódio de septicemia após o início da diálise.

3.4 Tamanho da amostra

O tamanho da amostra do nosso estudo foi de 225 doentes que estavam a fazer diálise. Todos os doentes estavam a fazer hemodiálise. Os critérios de inclusão centraram-se nos doentes em diálise e todos eles estavam a fazer diálise regularmente.

3.5 Métodos e instrumentos para a recolha de dados

O estudo utilizou o método de inquérito para a recolha de dados através da interação pessoal com cada inquirido. Os questionários do inquérito foram reavaliados e verificados simultaneamente para garantir o correto preenchimento dos dados. Os dados recolhidos foram depois introduzidos no software SPSS versão 20.0

3.51 Parâmetros do estudo

Os principais parâmetros da nossa investigação foram os seguintes;

Idade, sexo, tipo de diálise, frequência de diálise por semana, duração da diálise, motivo da insuficiência renal, método de acesso à diálise preferido, comorbilidades e sintomas de septicemia

O nosso estudo centrou-se nos seguintes resultados laboratoriais;

I. TotalLeukocytesCount(TLC)
II. Contagem de neutrófilos
III. Hemoglobina (Hb)
IV. Largura de distribuição dos glóbulos vermelhos (RDW)
V. Contagem de plaquetas
VI. Proteína reactiva C (CRP)
VII. Taxa de sedimentação de eritrócitos (ESR)
VIII. Albumina sérica
IX. Ácido úrico sérico
X. Hormona paratiroideia sérica
XI. Relatório de hemocultura

3.6 Procedimentos de amostragem

O processo de amostragem refere-se à seleção de uma parte da população para testar hipóteses sobre toda a população. Existem dois tipos principais de processos de amostragem: a amostragem probabilística e a amostragem não probabilística. A amostragem probabilística utiliza a seleção aleatória de indivíduos em vez da recolha arbitrária de amostras. A amostragem não probabilística reflecte a ausência de amostragem probabilística. Uma das técnicas de amostragem mais utilizadas é a amostragem por conveniência, que tem por objetivo recolher dados com base em inquiridos da população-alvo convenientemente disponíveis e facilmente acessíveis. [55] A nossa técnica de amostragem foi a amostragem probabilística porque selecionámos aleatoriamente a amostra da população em diálise sem saber se a população tinha ou não septicemia.

3.7 Tratamento estatístico

Os dados foram analisados utilizando o software SPSS versão 20.0 e apresentados com o auxílio de gráficos e frequências. Os resultados foram interpretados através da fórmula de prevalência, que diz que a razão de prevalência é igual ao número total de pessoas que apresentam a doença dividido pelo número total de pessoas na população. O rácio de prevalência superior a um indica uma associação positiva, inferior a um é uma indicação de associação negativa e um rácio próximo de um representa uma associação falsa negativa[56].

3.8 Limitações do estudo

Os doentes tinham de fazer diálise duas a três vezes por semana, estavam habituados a todos os procedimentos da diálise e, em cada visita, esqueciam-se de trazer os relatórios do laboratório. Foi muito difícil para nós retirar os dados dos doentes, porque a maioria dos casos visitou o departamento de nefrologia e diálise no OPD (Departamento de Ambulatório). Por conseguinte, foi um desafio para nós preencher os requisitos do questionário deste estudo.

Capítulo 4 . Resultados

4.01 Prevalência de septicemia em doentes em diálise

	New Cases of Septicemia
Total New Cases	63
Total Population	225
Prevalence	28 %

Quadro 4.01 Incidência de septicemia

Vinte e oito (28) pacientes em diálise desenvolveram septicemia durante o segundo acompanhamento, e trinta e oito (38) novos casos foram observados durante o terceiro acompanhamento. A taxa de prevalência global de septicemia em doentes em diálise foi de 28%, o que indica que, em cada 100 doentes em diálise, 28 têm septicemia num determinado momento.

4.02 Sintomas de septicemia

O quadro 4.02 apresenta os sintomas da septicemia. Mostra a distribuição da frequência dos sintomas. 131 doentes apresentavam sintomas de septicemia e 48 eram assintomáticos. Os sintomas de septicemia observados foram febre, aumento da frequência cardíaca, aumento da frequência respiratória e diminuição da tensão arterial. 73% dos doentes eram sintomáticos e apenas 26% eram assintomáticos à septicemia.

Symptoms of Septicemia	Frequency Distribution	Percentage
Yes	131	73%
No	48	27%
Total	179	100%

Quadro 4.02 Sintomas de septicemia

4,03 Contagem total de leucócitos (CPL)

A Tabela 4.03 explica a distribuição de frequências e a percentagem dos valores dos glóbulos brancos totais em doentes com septicemia submetidos a diálise. O valor normal dos leucócitos era de 4,0-11,0 em IO^9 / L, um valor superior a 11,0 em IO^9 / L foi registado como elevado e um valor inferior a 4,0 em 10^9/ L foi registado como diminuído. A maioria da população que teve septicemia apresentava valores elevados de contagem total de glóbulos brancos.

Total White Blood Cells (Normal range : 4.0- 11.0 into 10^9 / L)	Frequency	Percentage
Normal Values	49	27%
Greater than 11.0 into 10^9/L	116	65%
Less than 4.0 into 10^9/L	19	8%
Total	179	100%

Tabela 4.03 Contagem total de glóbulos brancos (leucócitos)

A Figura 4.03 mostra que 65% dos doentes apresentavam valores elevados de contagem total de *leucócitos*, 30% apresentavam valores normais e 8% apresentavam valores diminuídos de glóbulos brancos totais. Os nossos resultados sugerem um aumento da contagem total de glóbulos brancos na septicemia.

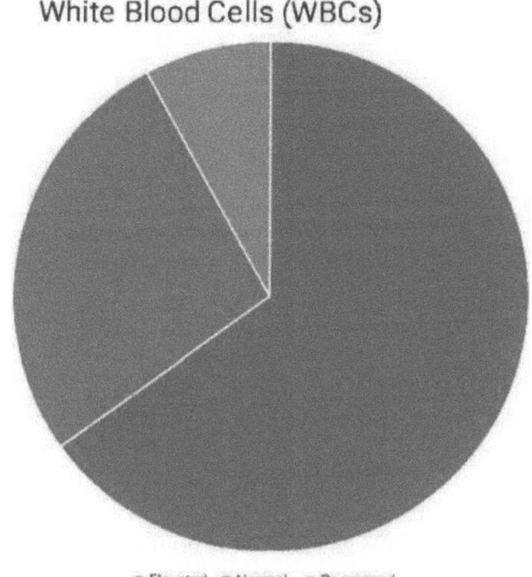

Figura 4.03 Percentagem da contagem de glóbulos brancos (leucócitos) na septicemia

4,04 Contagem de hemoglobina

A Tabela 4.04 explica a frequência dos valores de hemoglobina em doentes em diálise que sofrem de septicemia. 107 doentes apresentavam valores de hemoglobina diminuídos. Os resultados explicam que os doentes com septicemia também apresentavam anemia devido à baixa contagem de hemoglobina. A contagem de hemoglobina estava baixa devido a processos inflamatórios e à produção comprometida e destruição aumentada de glóbulos vermelhos.

Hemoglobin (Normal Values: 11.5-16.5 g/dL)	Frequency	Percentage
Normal Value	57	32 %
Below normal	107	60 %
Above normal	15	8 %
Total	179	100 %

Tabela 4.04 Contagem de hemoglobina em pacientes com septicemia em diálise

A Figura 4.04 descreve que 32% da população tinha valores normais, 60% tinha valores abaixo do normal e 8% tinha valores acima do normal. O valor normal da hemoglobina foi expresso como 11,5-16,5 g/dL, o valor abaixo do normal foi inferior a 11,5 g/dL e acima do normal foi escrito como superior a 16,5 g/dL.

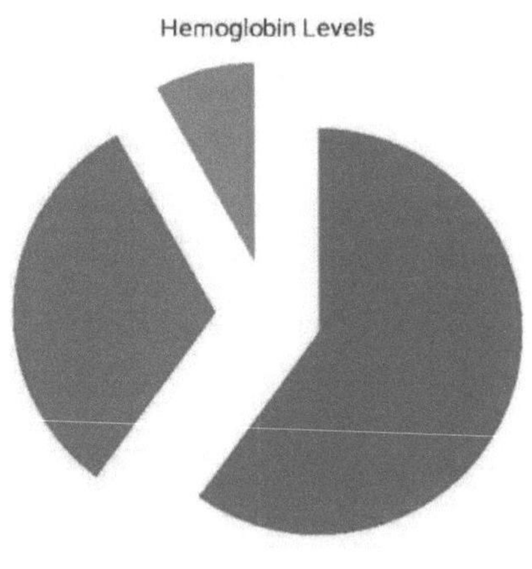

Figura 4.04 Distribuição da contagem de hemoglobina na septicemia

4,05 Largura de distribuição dos glóbulos vermelhos (RDW)

A Tabela 4.05 explica a largura da distribuição dos eritrócitos em casos de septicemia de doentes em diálise. Para facilitar a análise, rotulámos os valores abaixo do intervalo normal como reduzidos e os valores acima do normal como elevados. O intervalo normal de RDW é de todos os 14%. O valor superior a 14% actua como um marcador prognóstico de septicemia. Indica a alteração da forma e do tamanho dos glóbulos vermelhos. Explica a gravidade da sépsis. Quanto maior for o valor de RDW, maior é a gravidade da septicemia.

Red Cell Distribution Width (Normal range: 11.0-14.0 %)	Frequency	Percent (%)
Normal range	48	26 %
Decline below normal	30	17 %
Elevated above normal	101	57 %
Total	179	100

Quadro 4.05 Distribuição da frequência da largura de distribuição dos glóbulos vermelhos (RDW)

Os nossos resultados sugerem que os valores da largura de distribuição dos eritrócitos estão aumentados nos casos de septicemia. Observámos que 57% da população com septicemia tinha valores elevados de RDW, 17% tinha valores diminuídos e apenas 26% tinha valores normais de RDW (Figura 4.04).

Red Cells Distribution Width (RDW)

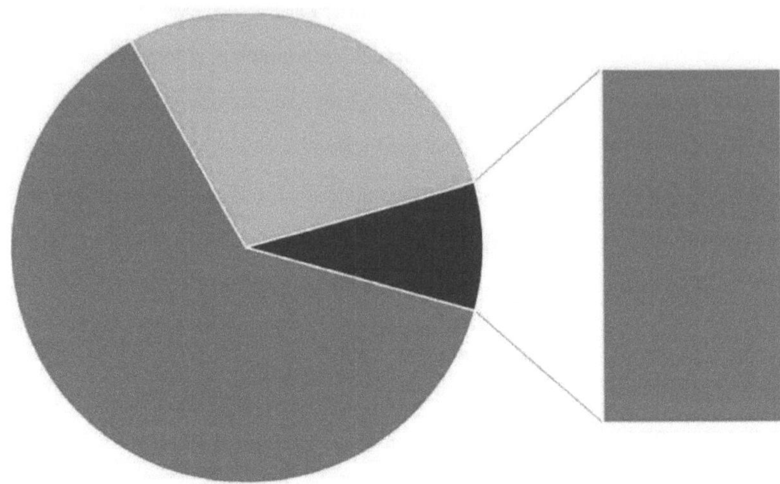

Figura 4.05 Largura da distribuição dos glóbulos vermelhos (RDW) na septicemia

4,06 Contagem de plaquetas

A Tabela 4.06 apresenta a distribuição de frequência da contagem de plaquetas em doentes em diálise que sofrem de septicemia. A palavra "Normal" representou o valor normal que é 150-450 em $10^{(9)}$/L, o termo "declínio" representou o valor abaixo do normal, ou seja, menos de 150 em $10^{(9)}$/L e a palavra "elevado" representou o valor maior que 450 em $10^{(9)}$/L.

Platelets Count (Normal range: 150- 450 into 109/L)	**Frequency**	**Percent (%)**
Normal	42	23 %
Decline	101	56 %
Elevated	36	21 %
Total	179	100

Tabela 4.06 Distribuição da frequência da contagem de plaquetas

A Figura 4.06 mostra que 56% da população tinha valores diminuídos de contagem de plaquetas, 23% tinha valores normais e 21% tinha valores elevados de contagem de plaquetas. Os nossos resultados explicam a diminuição dos valores da contagem de plaquetas em doentes com septicemia em diálise.

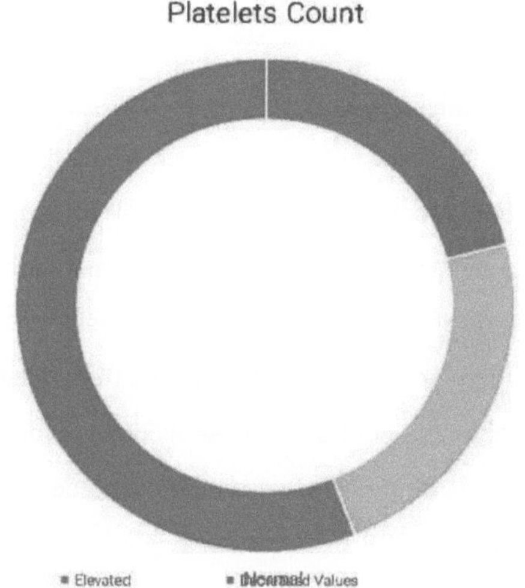

Figura 4.06 Contagem de plaquetas na septicemia

4,07 Contagem de neutrófilos

A Tabela 4.07 apresenta a contagem de neutrófilos em doentes com septicemia submetidos a diálise. O intervalo normal da contagem de neutrófilos é de 1,8 a 7,5 em $10^{(9)}$/L. Os valores abaixo do normal foram designados por valores reduzidos e os valores acima do normal por valores elevados. 127 pacientes apresentaram valores aumentados de contagem de neutrófilos em pacientes em diálise.

Neutrophils Count (Normal range: 1.8- 7.5 into 10^9/L)	Frequency	Percent (%)
Normal values	40	22%
Decline values	12	6 %
Elevated values	127	72 %
Total 179	100	

Tabela 4.07 Distribuição da frequência da contagem de neutrófilos

A Figura 4.07 explica a percentagem da contagem de neutrófilos em doentes em diálise. 72 por cento da população tinha valores aumentados de contagem de neutrófilos, 22 por cento tinha valores normais e apenas 6 por cento tinha valores diminuídos de contagem de neutrófilos. Os nossos resultados foram sugestivos do aumento da contagem de neutrófilos na septicemia de doentes em diálise. O aumento da contagem de neutrófilos indica a presença de septicemia bacteriana em doentes em diálise

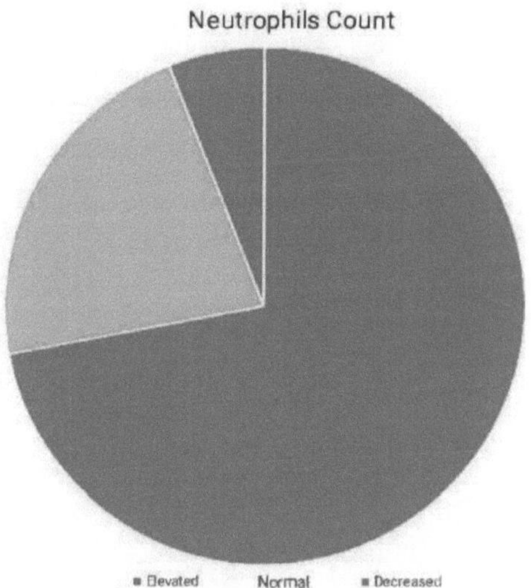

Figura 4.07 Contagem de neutrófilos na septicemia

4,08 Proteína C-reativa (C-RP)

A tabela 4.08 explica os valores da proteína C reactiva em doentes em diálise com septicemia. O valor normal da proteína C reactiva é geralmente inferior a 5 mg/L. Assinalámos os valores inferiores a 1 mg/L como reduzidos e os valores superiores a 5 mg/L como elevados. 117 doentes apresentavam valores elevados de proteína C-reativa.

C- Reactive Protein (Normal Value < 5 mg/ L)	**Frequency**	Percentage
Normal value	27	15 %
Elevated value	117	65%
Declined values	32	20 %
Total	179	100 %

Quadro 4.08 Distribuição de frequências da proteína C reactiva

A Figura 4.08 mostra que 15 por cento da população tinha valores normais, 65 por cento tinha valores elevados e 20 por cento da população tinha valores reduzidos de proteína C reactiva. Os nossos resultados foram sugestivos do aumento dos valores da proteína C reactiva durante a septicemia.

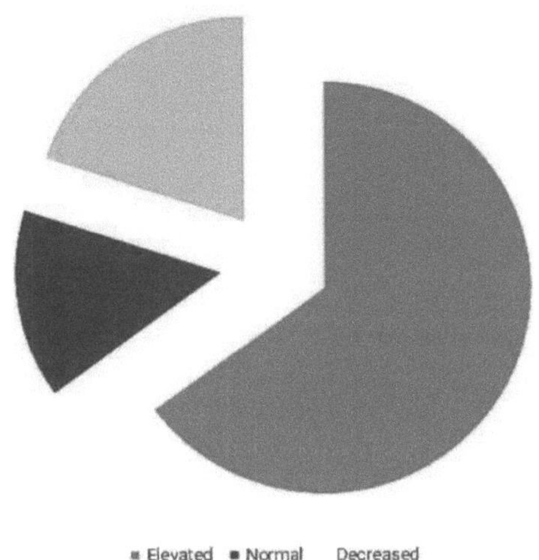

Figura 4.08 Proteína C- Reactiva em casos de septicemia

4.09 Taxa de sedimentação de eritrócitos (ESR)

A Tabela 4.09 explica a taxa de sedimentação de eritrócitos durante a septicemia em doentes em diálise. O intervalo normal da VSG é de 1-13 mm/hora para os homens e de 1-20 mm/hora para as mulheres. 107 doentes com septicemia apresentavam um aumento notável dos valores da VSG. Utilizámos a VSG aumentada como um fator determinante para identificar a gravidade e a progressão da septicemia. Os nossos resultados favoreceram o aumento da VHS em doentes com septicemia submetidos a diálise.

ESR	Frequency	Percentage
Normal Values	36	20 %
Elevated Values	107	62 %
Declined Values	34	18%
Total	179	100 %

Tabela 4.09 Taxa de sedimentação de eritrócitos (VSG) na septicemia

4.10 Cultura de sangue

A Tabela 4.10 explica as propriedades das hemoculturas em doentes em diálise com septicemia. A maioria das hemoculturas continha microorganismos Gram-positivos. 82 doentes tinham hemoculturas gram-positivas.

Blood Culture	Frequency	Percentage
Gram Positive	147	82 %
Gram Negative	32	18 %
Total	179	100 %

Quadro 4.10 Cultura de sangue de doentes em diálise

A Tabela 4.10 (a) explica os organismos mais comuns isolados de hemoculturas de casos de septicemia em doentes em diálise. Os organismos mais comuns foram Staphylococcus aureus (67%), espécies de Streptococci (15%) e E.coli (18%).

Isolated Microoganisms	Frequency	Percentage
Staphylococcus aureus	119	67 %
Streptococci species	28	15 %
Escherichia coli	32	18 %

Tabela 4.10 (a) Os microrganismos mais isolados

4.11 Níveis de ácido úrico na septicemia:

A tabela 4.10 e a figura 4.10 descrevem que 30 por cento dos doentes em diálise tinham valores normais de ácido úrico, 54 por cento tinham valores aumentados de ácido úrico e apenas 16 por cento tinham valores diminuídos de ácido úrico.

Uric acid (Normal range: 3.4-7 mg/ dL)	Frequency	Percentage (%)
Normal	27	30
Decline	33	16
Elevated	117	53
Total	179	100

Tabela 4.11 Distribuição de frequências do ácido úrico

O intervalo normal do ácido úrico é de 3,4 a 7,0 mg/dL. Os valores sugerem a probabilidade de valores aumentados de ácido úrico na septicemia, particularmente em doentes em diálise.

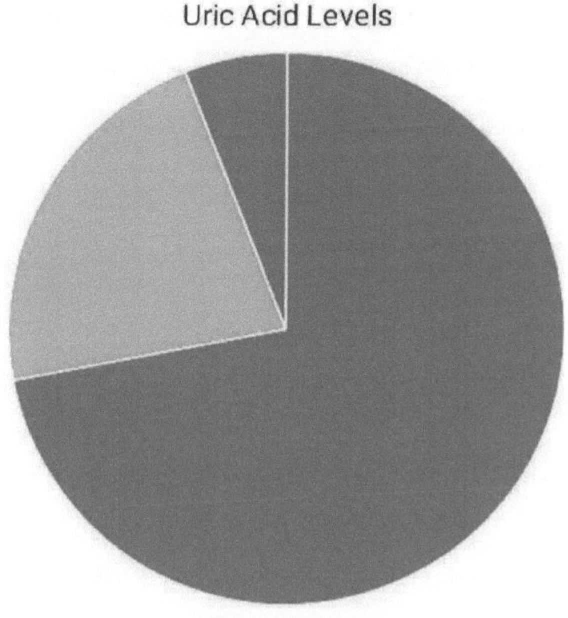

Figura 4.11 Ácido úrico na septicemia de doentes em diálise

4.12 Níveis de hormona paratiroideia na septicemia

O valor normal da hormona paratiroideia era de 10-55 pg/mL.

Parathyroid hormone (normal range 10-55 pg/ mL)	Frequency	Percent (%)
Normal	49	32
Decline	23	15
Elevated	78	52
Total	150	100

Quadro 4.12 Distribuição da frequência da hormona paratiroide

A tabela 4.11 e a figura 4.11 explicam que apenas 32% da população tinha valores normais de hormona paratiroideia, 53% tinha valores elevados (acima do intervalo normal) e 15% tinha valores reduzidos (abaixo do intervalo normal) de hormona paratiroideia.

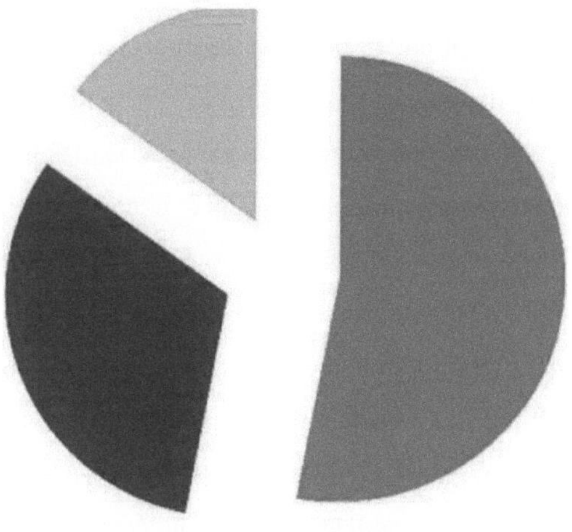

Figura 4.12 Valores da Hormona Paratiroideia (PTH) na Septicemia de Diálise Doentes

Os resultados sugerem que toda a população da amostra estava a ser submetida a hemodiálise, a principal causa de insuficiência renal era a hipertensão e a diabetes, o método de acesso mais utilizado era a fístula arteriovenosa, a contagem de glóbulos brancos permanecia elevada na maioria dos doentes em diálise, a contagem de glóbulos vermelhos e a contagem de hemoglobina estavam abaixo do normal. A largura de distribuição dos glóbulos vermelhos era elevada, a contagem de plaquetas estava diminuída, a contagem de neutrófilos estava elevada, a proteína C-reactiva estava elevada e os níveis de sódio no soro estavam diminuídos. Os dados indicam que os níveis séricos de potássio estão diminuídos e os níveis de cloreto estão aumentados. A maioria da população não desenvolveu hepatite B, mas desenvolveu hepatite C após a diálise. Foram observados valores elevados de azoto ureico no sangue, creatinina sérica e ácido úrico. Os níveis de hormona paratiroideia permaneceram elevados. A maioria da população desenvolveu septicemia e uma percentagem muito pequena de doentes em diálise foi diagnosticada e tratada para a septicemia.

A análise explicou que os doentes em hemodiálise correm o risco de desenvolver infecções da corrente sanguínea. [24] Os estudos revelaram que as fístulas arteriovenosas utilizadas para diálise têm baixas probabilidades de septicemia, mas os resultados do nosso estudo foram contrários. Na nossa investigação, as fístulas foram o método de acesso mais utilizado, mas mesmo assim os doentes desenvolveram septicemia. [27] O nosso estudo corroborou o facto de as pessoas com doenças renais crónicas, diabetes e doenças cardiovasculares correrem um maior risco de desenvolver infecções [29].

Os doentes mais velhos correm um maior risco de desenvolver septicemia e a nossa investigação favoreceu-o.[43] A hipofosfatemia é uma manifestação clínica da septicemia e os nossos resultados foram semelhantes à teoria pré-existente.

Capítulo 6 . Conclusão

A pesquisa favoreceu as teorias pré-existentes sobre septicemia em pacientes em diálise. O nosso estudo concluiu que os doentes com contagem elevada de glóbulos brancos, contagem de neutrófilos, proteína reactiva C, aumento da ESR e dos níveis de hormona paratiroide são sugestivos da presença de septicemia. Foi observada uma contagem baixa de plaquetas. O baixo teor de hemoglobina indica que os doentes são anémicos e susceptíveis à septicemia. Os relatórios de hemoculturas explicaram que a maioria dos casos de septicemia foi causada por Staphylococcus aureus.

Limitações

O Paquistão é um dos países mais densamente povoados, com um baixo estatuto socioeconómico e uma sobrecarga de doenças. Aproximadamente, em cada um milhão de habitantes, cem pessoas sofrem de doenças renais em fase terminal. Um quadro de saúde deficiente, a inacessibilidade de instalações de diálise suficientes, a falta de sensibilização e a prevalência crescente de diabetes e hipertensão são os principais factores que contribuem para o agravamento dos resultados das doenças renais em fase terminal. Assim, os dados disponíveis sobre a diálise e as complicações infecciosas associadas são limitados[1].

São poucos os estudos que explicam a taxa de incidência e prevalência, os factores de risco e os resultados da septicemia em doentes em diálise.

Referências

1. Ullah K, Butt G, Masroor I, Kanwal K, Kifayat F. Epidemiologia da doença renal crónica numa população paquistanesa. Saudi J Kidney Dis Transpl [serial online] 2015 [citado 2022 Abr 22]; 26:1307-10. https://www.sjkdt.org/text.asp?2015/26/6/1307/168694

2. Gabrielle Dagasso, Joslyn Conley, Elizabeth Parfitt, Kelsey Pasquill, Lisa Steele & Kevin Laupland (2018) Factores de risco associados a infecções da corrente sanguínea em doentes com doença renal em fase terminal: um estudo de base populacional, Infectious Diseases, 50:11-12, 831-836, DOI: 10.1080/23744235.2018.1500707

3. Glenn DA, Henderson CD, O'Shaughnessy M, Hu Y, Bomback A, Gibson K, Greenbaum LA, Zee J, Mariani L, Falk R, Hogan S, Mottl A; Consórcio CureGN. Infection-Related Acute Care Events among Patients with Glomerular Disease (Eventos de Cuidados Agudos Relacionados com a Infeção em Pacientes com Doença Glomerular). Clin J Am Soc Nephrol. 7 de dezembro de 2020; 15 (12): 1749-1761. doi: 10.2215 / CJN.05900420. Epub 2020 Oct 20. Errata em: Clin J Am Soc Nephrol. 2021 Mar 8;16(3):456-457. PMID: 33082200; PMCID: PMC7769021

4. Singer M, Deutschman CS, Seymour CW, et al. As Terceiras Definições de Consenso Internacional para Sépsis e Septicemia

5. Choque (Sepsis-3). JAMA. 2O16;315(8):8O1-81O. d oi:10.1001/jama.2016.0287

6. Salman Imtiaz (Departamento de Nefrologia, The Indus Hospital, Karachi, Paquistão), Ashar Alam (The Indus Hospital, Karachi, Paquistão). Is haemodialysis the most feasible dialysis modality for Pakistan? Jornal da Associação Médica do Paquistão. fevereiro-A 2021, Volume 71, Edição 2. https://doi.org/10.47391/JPMA.129

7. Dalrymple LS, Mu Y, Romano PS, Nguyen DV, Chertow GM, Delgado C, Grimes B, Kaysen GA, Johansen KL. Outcomes of infection-related hospitalization in Medicare beneficiaries receiving in-center hemodialysis (Resultados de hospitalização relacionados com infecções em beneficiários do Medicare que recebem hemodiálise no centro). Am J Kidney Dis. 2015 maio; 65 (5): 754-62. doi: 10.1053 / j.ajkd.2014.11.030. Epub 2015 Jan 30. PMID: 25641061; PMCID: PMC4414702.

8. Michael Koch, Matthias Kohnle, Rudolf Trapp, Burkhard Haastert, Lars Christian Rump, Sendogan Aker, Comparable outcome of acute unplanned peritoneal dialysis and haemodialysis, Nephrology Dialysis Transplantation, Volume 27, Issue 1, January 2012, Pages 375-380, https://doi.org/10.1093/ndt/gfr262

9. Lorien S. Dalrymple, Yi Mu, Danh V. Nguyen, Patrick S. Romano, Glenn M. Chertow, Barbara Grimes, George A. Kaysen, Kirsten L. Johansen, Factores de risco para hospitalização relacionada com infecções em hemodiálise no centro CJASN Dez 2015, 10 (12) 2170-2180; DOI: 10.2215/CJN.03050315

10. Arhuidese IJ, Orandi BJ, Nejim B, Malas M. Utilização, patência e complicações associadas ao acesso vascular para hemodiálise nos Estados Unidos. J Vasc Surg. 2018 Ocf, 68 (4): 1166-1174. doi: 10.1016 / j.jvs.2018.01.049. PMID: 30244924.

11. Bullock B, Benham MD. Bacterial Sepsis. [Atualizado em 26 de junho de 2021]. In: StatPearls [Internet]. Treasure Island (FL): StatPearls Publishing; 2022 Jan-. Disponível em: https://www.ncbi.nlm.nih.gov/books/NBK537054/

12. Ajay K. Singh, M.B., B.S., M.B.A., Kevin Carroll, Ph.D., Vlado Perkovic, M.B. B.S.,Scott Solomon, M.D., Vivekanand Jha, M.D., Kirsten L. Johansen,

M.D., Renato D. Lopes, M.D., Ph.D., Iain C. Macdougall, M.D., Gregorio T. Obrador, M.D., Sushrut S. Waikar, M.D., Christoph Wanner, M.D.,David C. Wheeler, M.B., Ch.B., M.D., et al., para o Grupo de Estudo ASCEND-D, Daprodustat for the Treatment OfAnemiain Patients Undergoing Dialysis

13. Korabecna, Marie; Tesar, Vladimir (2017). NETosis fornece a ligação entre a ativação de neutrófilos na membrana de hemodiálise e comorbidades em pacientes dialisados. Investigação sobre Inflamação, 66(5), 369-378. doi:10.1007/s00011- 016-1010-6

14. Mahmoud Kora, Ahmed Tawfeek, Khaled El-zorkany, Asmaa H Abd El-Mohsen, A relação entre hipoalbuminemia e hipotensão intradialítica em pacientes em hemodiálise, Departamento de Medicina Interna, Faculdade de Medicina, Universidade de Menoufia, Ashmoun, Menoufia, Egito, Menoufia Medical Journal, Ano : 2020 | Volume : 33 | Edição : 1 | Página : 110-115 DOI: 10.4103/mmj.mmj_108_18

15. Gounden V, Bhatt H, Jialal I. Testes de Função Renal. Em: StatPearls. StatPearls Publishing, Treasure Island (FL); 2021. PMID: 29939598.

16. Karnatovskaia, Lioudmila V, e Emir Festic. "Sepsis: uma revisão para o neurohospitalista". The Neurohospitalist vol. 2,4 (2012): 144-53. doi:10.1177/1941874412453338

17. Yan J, Li S, Li S. The role of the liver in sepsis (O papel do fígado na sépsis). Int Rev Immunol. 2014;33(6):498-510. doi:10.3109/08830185.2014.889129

18. Sette, Luis Henrique Bezerra Cavalcanti and de Almeida Lopes, Edmundo PessoaNíveis séricos de enzimas hepáticas em pacientes com doença renal crônica em hemodiálise: uma revisão abrangente. Clin2014, v. 69, n. *4* [Acessado em 23 de abril de 2022], pp. 271278. 1980-5322. https://doi.org/10.6061/clinics/2014(04)09

19. Pol, S., Parlati, L. & Jadoul, M. Vírus da hepatite C e o rim. Nat Rev Nephrol 15, 73-86 (2019). https://doi.org/10.1038/s41581-018-0081-8

20. Nguyen, Due B.; Bixler, Danae; Patel, Priti R. (2018). Transmissão do vírus da hepatite C no ambiente de diálise e estratégias para sua prevenção. Seminários em Diálise, (), - doi:10.1111/sdi.12761

21. Oikonomou, K. G., & Alhaddad, A. (2016). O valor diagnóstico da urinálise em pacientes em hemodiálise com febre, sepse ou suspeita de infeção do trato urinário. Jornal de investigação clínica e de diagnóstico: JCDR, 10(10), 0C11-0C13. https://doi.org/10.7860/JCDR/2016/21992.8617

22. Smith-Erichsen N. Testes de função renal e hepática na septicemia cirúrgica. Ata Anaesthesiol Scand. 1987 Apr; 31(3):208-13. Doi: 10.HH/j.1399-6576.1987.tb02552.x. PMID: 3577643.

23. Hong YA, Kim JH, Kim YK, et al. Low parathyroid hormone level predicts infection-related mortality in incident dialysis patients: a prospective cohort study. Korean J Intern Med. 2020; 35 (1): 160-170. doi: 10.3904 / kjim.2018.264

24. Sakhuja, Ankit; Nanchal, Rahul S.; Gupta, Shipra; Amer, Hatem; Kumar, Gagan; Albright, Robert C.; Kashani, Kianoush B. (2016). Tendências e resultados de sepse grave em pacientes em diálise de manutenção. American Journal of Nephrology, 43(2), 97-103. doi:10.1159/000444684

25. Skov Dalgaard, Lars; Nprgaard, Mette; Jespersen, Bente; Jensen -Fangel, Spren; Ostergaard, Lars Jprgen; Schpnheyder, Henrik Carl; Spgaard, Ole Schmeltz; Selvey, Linda Anne (2015). Risco e prognóstico de infecções da corrente sanguínea entre pacientes em hemodiálise crônica: Um estudo de coorte de base populacional. PLOS ONE, 10(4), e0124547-. doi:10.1371/journal.pone.0124547

26. Laurin, L.-P.; Harrak, H.; Elftouh, N.; Ouimet, D.; Vallee, M.; Lafrance, J.-P. (2015). Resultados da hospitalização relacionada à infeção de acordo com a modalidade de diálise. Jornal Clínico da Sociedade Americana de Nefrologia, 10(5), 817-824. doi:10.2215/CJN.09210914

27. Guney, Brianna, "Análise de Sobrevivência de Infecções em Pacientes em Diálise por Caraterísticas e Modalidade do Paciente". Tese, Universidade Estadual da Geórgia, 2020.https://scholarworks.gsu.edu/iph_theses/695

28. Satinderjit; Naazie, Isaac; Canner, Joseph; Siracuse, Jeffrey; Al-Nouri, Omar; Maias, Mahmoud (2020). Incidência e fatores de risco de sepse em pacientes em hemodiálise nos Estados Unidos. Jornal de Cirurgia Vascular, (), S0741521420316980-. doi:10.1016/j.jvs.2020.06.126

29. Murea, M.; James, K. M.; Russell, G. B.; Byrum, G. V.; Yates, J. E.; Tuttle, N. S.; Bleyer, A. J.; Burkart, J. M.; Freedman, B. I. (2014). Risco de infeção da corrente sanguínea relacionada ao cateter em pacientes idosos em hemodiálise. Jornal Clínico da Sociedade Americana de Nefrologia, 9(4), 764-770. doi:10.2215/CJN.07710713

30. Kravchenko J, Akushevich I. The Role of Comorbid Diseases in Geographic Disparities of Mortality from Septicemia Among Older Adults Across the United States (O papel das doenças comórbidas nas disparidades geográficas da mortalidade por septicemia entre os adultos mais velhos nos Estados Unidos). Innov Aging. 2020;4(Suppl 1):140-141. Publicado em 16 de dezembro de 2020. doi:10.1093/geroni/igaa057.460

31. Dianna Josephine Magliano, Jessica L. Harding, Kerryn Cohen, Rachel R. HuxleyꟾWendy A. DavisꟾJonathan E. Shaw; Excesso de Risco de Morte por Causas Infecciosas em Pessoas com Diabetes Tipo 1 e Tipo 2. Diabetes Care 1 de julho de 2015; 38 (7): 1274-1280. https://doi.org/10.2337/dc14-2820

32. Palamuthusingam, D., Nadarajah, A., Johnson, D.W. et al. Morbilidade após cirurgia electiva em doentes em diálise crónica: uma revisão sistemática e meta-análise. BMC Nephrol 22, 97 (2021). https://doi.org/10.1186/s12882-021-02279-0

33. Fahad Alqahtani, Chalak O Berzingi, Sami Aljohani, Mohamed Al Hajji, Anas Diab, Muhammad Alvi, Khaled Boobes, Mohamad Alkhouli Jornal da Associação Americana do Coração 7 (12), e008686,2018

34. Kaur, K.P., Chaudry, M.S., FosbPlı E.L. et al. Temporal changes in cardiovascular disease and infections in dialysis across a 22year period: a nationwide study. BMC Nephrol 22, 340 (2021). https://doi.org/10.1186/s12882-021-02537-1

35. Shen, Te-Chun; Wang, I-Kuan; Wei, Chang-Ching; Lin, Cheng-Li; Tsai, Chia-Ta; HsiaıTe-Chun; Sung, Fung-Chang; Kao, Chia-Hung (2015). O Risco de Septicemia na Doença Renal em Estágio Final com e sem Transplante Renal. Medicine, 94(34), e1437-. doi:10.1097/md.0000000000001437

36. Allareddy, Veerajalandhar; Rampa, Sankeerth; Rotta, Alexandre T.; Allareddy, Veerasathpurush; Kou, Yu Ru (2017). O impacto da septicemia ocorrida durante a hospitalização para procedimentos de transplante renal nos resultados em adultos nos Estados Unidos. PLOS ONE, 12(6), e0179466-. doi:10.1371/journal.pone.0179466

37. Lok, Charmaine E.; Thumma, Jyothi R.; McCullough, Keith P.; Gillespie, Brenda W.; Fluck, Richard J.; Marshall, Mark R.; Kawanishi, Hideki; Robinson, Bruce M.; Pisoni, Ronald L. (2014). Infeção relacionada ao cateter e septicemia: Impacto da Sazonalidade e Práticas Modificáveis do DOPPS. Seminários em Diálise, 27(1), 72-77. doi:10.1111/sdi.12141

38. Malig, Brian J.; Wu, Xiangmei (maio); Guirguis, Kristen; Gershunov, Alexander; Basu, Rupa (2019). Associações entre temperatura ambiente e

hospitalizações hepatobiliares e renais na Califórnia, 1999 a 2009. Pesquisa Ambiental, (), 108566-. doi:10.1016/j.envres.2019.108566

39. Oikonomou KG, Alhaddad A. O Valor Diagnóstico da Urinálise em Pacientes em Hemodiálise com Febre, Sepse ou Suspeita de Infeção do Trato Urinário. J Clin Diagn Res. 2016;10(10): 0C110C13. doi:10.7860/JCDR/2016/21992.8617

40. Aneta Czarnik, Ryszard Gawda, Maciej Piwoda, Maciej Marszalski, Maciej Moisa, Marek Pietka, Marek Bolanowski, Tomasz Czarnik. Pubmed: 34010434·Endokrynol Pol 2021;72(4):329-335. DOI: 10.5603⁄EP.a2021.0034·

41. Hong YA, Kim JH, Kim YK, et al. Low parathyroid hormone level predicts infection-related mortality in incident dialysis patients: a prospective cohort study. Korean J Intern Med. 2020;35(1):160-170. doi:10.3904/kjim.2018.2640

42. Plantinga, L. C.; Fink, N. E.; Melamed, M. L.; Briggs, W. A.; Powe, N. R.; Jaar, B. G. (2008). Níveis de Fosfato Sérico e Risco de Infeção em Pacientes em Diálise Incidente. Clinical Journal of the American Society of Nephrology, 3(5), 1398-1406. doi:10.2215/cjn.00420108

43. Butani, Lavjay; Calogiuri, Gianfranco (2017). Reações de hipersensibilidade em pacientes em hemodiálise. Anais de Alergia, Asma e Imunologia, (), S1081120617302892-. doi:10.1016/j.anai.2017.04.006

44. Cerceo, Elizabeth; Rachoin, Jean-Sebastien; Gaughan, John; Weisberg, Lawrence (2021). Associação de gênero, idade e raça em resultados renais e mortalidade em pacientes com sepse grave e choque sético. Jornal de Cuidados Críticos, 61(), 52-56. doi:10.1016/j.jcrc.2020.10.007

45. Silva, Fabiano Pinheiro d.; Zampieri, Fernando Godinho; Barbeiro, Hermes Vieira; Filho, Francisco Torggler; Goulart, Alessandra Carvalho; Jorgetti,

Vanda; Velasco, Irineu Tadeu; Neto, Luiz Monteiro da Cruz; Souza, Heraldo Possolo de. Endocrine, Metabolic & Immune Disorders-Drug Targets (Formerly Current Drug Targets - Immune, Endocrine & Metabolic Disorders), Volume 13, Número 2, 2013, pp. 135142(8). Bentham Science Publishers

46. David Massicotte-Azarniouch; Manish M. Sood, Dean A. Fergusson, Michaël Chassé, Alan Tinmouth, Greg A. Knoll. Journal PLUS ONE, 12 de novembro de 2021 . https://doi.org/ ! 0.1371/journal.pone.0259270

47. Al-AsadyFM, Al-SarayDA, Obed AW (2020) Incidência de septicemia. Etiologia e teste de suscetibilidade antimicrobiana entre pacientes internados em hospital de cuidados terciários. J Infect Dev Ctries 14:1387-1394. doi: 10.3855/jidc.13089

48. Nelveg-Kristensen, K.E., Laier, G.H. & Heaf, J.G. Risco de morte após a primeira infeção da corrente sanguínea em pacientes em diálise incidente com consideração específica sobre o acesso vascular e comorbidade. BMC Infect Dis 18, 688 (2018). https://doi.org/10.1186/s12879-018-3594-7

49. Abou Dagher, G., Harmouche, E., Jabbour, E. et al. Sepsis em doentes em hemodiálise. BMC Emerg Med 15, 30 (2015). https://doi.org/10.1186/s12873-015-0057-y

50. Bayot ML, Brannan GD, Brannan JM, et al. Conceção da investigação em seres humanos. [Atualizado em 28 de agosto de 2021]. In: StatPearls [Internet], Treasure Island (FL): StatPearls Publishing; 2022 Jan-. : https://www.ncbi.nlm.nih.gov/books/NBK537270/

51. Bhaskar, S Bala, e M Manjuladevi. "Metodologia para pesquisa II." Revista indiana de anestesia vol. 60,9 (2016): 646-651. doi:10.4103/0019-5049.190620

52. Ahmad S, Wasim S, Irfan S, Gogoi S, Srivastava A, Farheen Z. Investigação qualitativa vs. quantitativa, população. 2019; 1:2.

53. Matthew DeCarlo, Scientific Inquiry in Social Work, 13.ª edição, Radford University, Pressbooks; 2018.

54. Bloomfield, J., & Fisher, M. J. (2019). Projeto de investigação quantitativa. Journal of the Australasian Rehabilitation Nurses Association, 22(2), 27-30. https://search.informit.org/doi/10.3316/informit.73829992451 4584

55. Nedel WL, Silveira FD. Os diferentes delineamentos de pesquisa e suas particularidades na terapia intensiva. Os diferentes delineamentos de pesquisa e suas particularidades na terapia intensiva. Rev Bras Ter Intensiva. 2016;28(3):256-260. doi:10.5935/0103- 507X.20160050

56. Suresh K, Thomas SV, Suresh G. Conceção, análise de dados e técnicas de amostragem para investigação clínica. Ann Indian Acad Neurol. 2011;14(4):287-290. doi:10.4103/0972-2327.91951

57. Tenny S, Hoffman MR. Prevalência. In: StatPearls. StatPearls Publishing, Treasure Island (FL); 2021. PMID: 28613617.

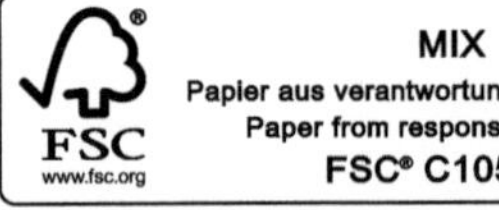

Printed by Books on Demand GmbH, Norderstedt / Germany